DES RAPPORTS

DES

MÉDECINS ET DES PHARMACIENS

AVEC LES

SOCIÉTÉS DE SECOURS MUTUELS

PAR

Le Docteur FOURNIÉ (de l'Aude),

Ex-chirurgien-major de la marine impériale et médecin-inspecteur de la Société
des jeunes apprentis de la ville de Paris.

PARIS

J.-B. BAILLIÈRE ET FILS,

LIBRAIRE DE L'ACADÉMIE IMPÉRIALE DE MÉDECINE,
rue Hautefeuille, 19.

Londres,	New-York,
H. BAILLIÈRE, 219, REGENT-STREET.	H. BAILLIÈRE, 440, BROADWAY.

MADRID, C. BAILLY-BAILLIÈRE, CALLE DEL PRINCIPE, 11.

1861

Paris, imprimerie de Paul Dupont,
rue de Grenelle-Saint-Honoré, 45. — (18)

DES RAPPORTS

DES

MÉDECINS ET DES PHARMACIENS

AVEC LES

SOCIÉTÉS DE SECOURS MUTUELS.

I. OBSERVATIONS PRÉLIMINAIRES.

Dans tous les temps, l'esprit d'association s'est imposé à l'homme comme une des grandes nécessités de sa nature ; varié dans ses formes, se modifiant avec une facilité merveilleuse au gré des temps, des mœurs et des idées, les révolutions successives peuvent le soumettre à de rudes et fréquentes épreuves. Modifié, mais non détruit par elles , il semble puiser dans ces épurations périodiques les éléments d'une forme nouvelle , plus propre à diriger le grand mouvement de l'humanité à travers les âges.

La Société de secours mutuels est une des mille formes de l'esprit d'association. Émanant du même principe, elle a nécessairement, avec les associations qui l'ont précédée, quelques points de ressemblance qui ont permis de lui créer des parchemins attestant son ancienne origine. Il faut avouer cependant que rien ne ressemble moins à la Société mutuelle du 19ᵉ siècle, que les réunions des Athéniens sous le nom d'*Eranistes*, les *collégia* des Romains, la *Ghilde* des Germains, la *confrérie* et la *corporation* Gallo-Franques. On trouve, il est vrai, dans ces associations, une consécration du principe de la mutualité tel que nous l'entendons aujourd'hui, mais à titre de condition accessoire, de conséquence inévitable de l'association, dont le but principal, politique ou religieux le plus souvent, différait essentiellement pour chacune d'elles.

L'esprit d'association ne varie pas, il restera toujours ce qu'il a été : la réunion des forces individuelles.

Mais la forme qu'il revêt, le but qu'il se propose, sont aussi variables que les besoins ou les désirs qui lui donnent naissance.

La révolution politique et sociale de 1789 fut sans doute bien inspirée en abolissant les corporations, sorte de privilége de l'ouvrier aux dépens de l'ouvrier, qui, en absorbant l'individu, rétrécissait l'horizon de son avenir et détruisait en lui ces nobles aspirations qui, de nos jours, permettent au mérite de s'élever jusqu'au plus haut degré de l'échelle sociale.

Mais la liberté et la responsabilité absolues qu'elle laissait à chacun ne tardèrent pas à peser sur l'individu, dans la classe ouvrière surtout.

Entre l'artisan et la loi, désormais son protecteur unique, plus d'intermédiaire; et, tandis que la corporation savait entrer au besoin dans les détails de sa vie intime pour lui venir en aide et le protéger, la loi, immobile dans son sanctuaire, non-seulement n'écoute pas toutes les plaintes, mais il est des droits qu'elle ne reconnaît pas, et la voix d'un seul homme est bien peu de chose quand, pour se faire entendre, elle doit dominer celle de la multitude.

Pour remédier à cet isolement, conséquence forcée de l'individualisme, il n'y avait qu'un moyen : c'était de revenir à l'association. Mais il s'agissait d'en modifier les formes en les perfectionnant, pour en faire l'application à une société nouvelle.

Ce besoin fut bien compris, et les Sociétés de prévoyance ne tardèrent pas à être créées. Nées du besoin de réagir contre l'individualisme de notre siècle, leur but est d'assurer au sociétaire, dans le présent comme dans l'avenir, un secours mutuel fondé sur la prévoyance individuelle. Nées dans un moment où chacun est libre et responsable de ses actions, sous l'empire des lois générales du pays, elles ont une forme libre et spontanée, une forme qui, en multipliant la force par l'union, n'enlève à la puissance individuelle rien de son énergie, de sa moralité, de sa responsabilité.

Ce retour à un principe d'une utilité si féconde fut loin d'être général cependant. Libres mais non satisfaits, la plupart des individus étaient poursuivis par une soif inquiète de réformes, par le désir immodéré d'améliorations inopportunes; ils reculaient surtout devant l'idée de revenir à une institution qui semblait être pour eux le symbole de l'injustice et de l'oppression.

Les théories réformatrices qui circulaient à cette époque (temps de l'alchimie sociale, selon l'heureuse expression d'une femme célèbre), ne contribuaient pas peu à les entretenir dans leurs espérances comme dans leurs répulsions. Le rêve leur tenait lieu de réalité, et ce ne fut qu'après avoir vu tomber une à une toutes leurs idoles devant le bon sens public, qu'un grand nombre se décidèrent franchement à entrer dans la voie du bien-être et de l'avenir. C'est après la révolution de 1848, et surtout depuis 1852, que les Sociétés ont pris un grand développement.

Les modernes réformateurs ne sont plus; les systèmes qu'ils ont propagés n'ont reçu d'autre sanction que celle du ridicule et du dédain ; néanmoins l'influence qu'ils ont exercée un instant sur notre société se fait encore sentir. On dirait qu'en entr'ouvrant les portes d'un monde que les yeux des passions pouvaient seuls entrevoir et convoiter, ils ont jeté une semence impérissable destinée à germer et à porter ses fruits.

La cause de ce déplorable succès tient sans doute à ce qu'ils ont parlé beaucoup plus aux sens qu'à la raison. Laissant complétement de côté le but intellectuel et moral de notre destinée, ils n'ont songé qu'à procurer à l'homme une satisfaction plus facile de ses besoins matériels, et ils ont été écoutés, car ils flattaient ainsi les tendances positivistes de notre siècle. Heureusement, une volonté supérieure qu'il n'est pas possible de méconnaître, n'entend pas qu'il en soit ainsi. La lutte intérieure et extérieure sans laquelle tous nos besoins, tous nos désirs deviendraient des passions incompatibles avec l'état social, subsistera toujours comme un des plus beaux apanages de l'homme; il y aura toujours au-dessus de nous une idée sublime, immuable qui doit être le but ou le guide de toutes nos actions, et les difficultés matérielles ne cesseront jamais de nous donner l'aiguillon indispensable pour arriver à cet état de perfection que le travail intellectuel et physique sagement combinés doivent nous faire atteindre.

Parmi les nombreux moyens employés pour annihiler les fâcheux effets du socialisme moderne (nous entendons par ce mot la fausse science sociale), la Société de secours mutuels nous paraît être un des plus puissants et des plus efficaces. En réalité, son but est de garantir le sociétaire contre les principales éventualités fâcheuses de la vie. Mais il suffit d'avoir fréquenté quelque peu les associations pour s'apercevoir qu'elles communiquent à leurs membres un bien-être moral que ne promettent pas toujours les statuts, mais qui souvent est mieux atteint que le bien-être physique. Les cotisations mensuelles, en obligeant l'ouvrier à une économie périodique, l'habituent à cette utile prévoyance qu'il est bien loin de pratiquer quand il est livré à lui-même. C'est déjà un succès qui en entraîne d'autres, car, en donnant sa cotisation, le sociétaire doit espérer nécessairement que sa mauvaise fortune ne le destine pas à être le premier à en profiter ; il pense plutôt que cet argent servira à soulager les misères de son semblable, et il exerce ainsi la charité, qui est la première des vertus chrétiennes. Il est percepteur sur lui-même, selon la recommandation de saint Augustin. Les caisses des capitaux placés, les caisses de retraite engagent l'avenir du sociétaire et deviennent le lien par lequel il se rattache à la prospérité et à la tranquillité générale du pays. Mais une des conséquences les plus importantes de l'association est sans contredit l'éducation sociale de l'ouvrier.

L'instruction développe les bons comme les mauvais instincts, et, si l'éducation, la morale ne viennent pas à son aide, les mauvaises passions ne tardent pas à dominer. Malheureusement, c'est ce qui est arrivé à notre époque, caractérisée par la diffusion des connaissances humaines dans toutes les classes de la société. Les statistiques judiciaires en font foi ; elles nous disent que depuis 30 ans on remarque une progression croissante de lettrés sur les bancs de la Cour d'assises.

La Société de prévoyance possède, jusqu'à un certain point, le précieux avantage de maintenir l'équilibre nécessaire entre l'éducation et l'instruction. La réunion de l'homme avec son semblable, dans le but de faire le bien, semble dégager les sentiments nobles, élevés, qui souvent jusque-là étaient restés chez lui à l'état latent. Les lectures publiques, les conseils revêtant le caractère de la mutualité sont bien mieux écoutés ; l'influence de l'exemple ne tarde pas à se faire sentir ; l'amour-propre s'en mêle au profit de la dignité personnelle, et bientôt, devenant meilleur presque à son insu, le sociétaire a reçu de l'association cette éducation de famille dont quelquefois il a été privé.

Ces avantages de l'association avaient été depuis longtemps appréciés par les hommes dont le dévouement est acquis à toutes les bonnes causes. Désireux de contribuer de toutes les façons aux pro-

grès des classes nécessiteuses, ils n'ont reculé devant aucune difficulté, et leur persévérance habile a su faire disparaître les nombreux
obstacles qui encombraient le seuil des associations. L'on peut dire
avec raison qu'ils ont fait la conquête de l'ouvrier en faveur de la
mutualité, et en cela ils ont eu mieux qu'un succès, ils ont fait une
bonne action.

Rempli de sollicitude pour tout ce qui touche aux intérêts de la
classe ouvrière, le Gouvernement actuel n'est pas resté étranger à
ce résultat. Non content de prêter aux associations un concours
puissant et hardi, il s'est efforcé, en les attirant à lui, de leur donner
une existence officielle, désormais nécessaire à notre organisation
sociale. Cette conduite est d'autant plus louable que, respectant tous
les droits, il a voulu jusqu'à présent ne manifester son intervention
que par des priviléges et des faveurs.

Secondées par des circonstances si favorables, il semble que les
sociétés de prévoyance doivent nécessairement prospérer. Elles ont
à craindre cependant que la fausse application d'un bon principe, un
abus, une organisation vicieuse en un mot, ne viennent paralyser leurs
progrès et limiter le nombre de services qu'elles sont appelées à
rendre. Malheureusement, quelques-unes d'entre elles se sont res-
senties déjà de ces mauvaises influences, mais de toutes les causes
qui agissent directement sur leur prospérité, la plus importante est
sans contredit l'organisation du service médical et pharmaceutique.
Cette organisation se trouve hérissée de grandes difficultés, et elle
doit nous intéresser d'autant plus qu'elle donne l'occasion d'étudier
en même temps le principe des relations des sociétés mutuelles avec
la société générale.

Cette étude n'a pas été pour nous l'objet d'un effort spécial ; nous
l'avons faite un peu tous les jours dans la fréquentation du sociétaire,
et c'est le résultat de ces observations journalières que nous offrons
aux Sociétés avec l'espoir qu'il leur sera peut-être de quelque utilité.

II. SERVICE MÉDICAL.

Des divers modes d'organisation de ce service.

Le service médical, dans la Société de prévoyance, est sans contredit d'une importance extrême : il réalise en effet une des espé-

rances qui ont entraîné l'artisan vers l'association, et la manière dont il est accompli influe directement sur la prospérité de l'association elle-même. Nous pouvons ajouter que les fonctions du médecin l'appellent tous les jours à faire apprécier les nombreux avantages que l'ouvrier peut retirer de la mutualité, et que, sans sortir de son caractère, il lui est permis, dans l'occasion, d'éloigner certains abus qui, par la manière insidieuse dont ils s'introduisent dans les meilleures institutions humaines, les entraînent souvent vers leur perte.

Il n'est donc pas indifférent que le corps médical reste inactif, et pour ainsi dire étranger, dans ce mouvement des classes laborieuses vers un sort meilleur.

Est-ce à dire cependant qu'il soit nécessaire de rallier les médecins à la cause des associations? Nous ne le croyons pas d'une manière absolue. Placé au premier rang pour témoigner des misères physiques et morales des classes nécessiteuses, le médecin a dû gémir plus d'une fois de cette imprévoyance fatale qui, au jour de la convalescence, ne permet pas à l'ouvrier de se procurer l'aliment nécessaire à sa réparation ; mieux que personne, il a sondé la profondeur du mal, et il nous semble impossible qu'avec cette connaissance il ne désire pas contribuer de tous ses moyens au développement d'une institution dont le but lui indique si bien l'utilité.

Les éloges flatteurs que le rapport de la Commission supérieure sur l'année 1856 adresse aux médecins « qui, dans un grand nombre de Sociétés ont offert leurs services gratuitement ou à des conditions extrêmement modérées, » nous confirment dans cette manière de voir. Cependant, si nous remontons à cette époque où la plupart des villes de province jouirent pour la première fois des bienfaits de l'association, nous trouverons là le corps médical fortement ému. Il est aisé de concevoir l'impression désagréable que dut éprouver ce médecin déjà blanchi par l'âge et les rudes épreuves de sa profession lorsqu'il vit l'association lui enlever une partie de ses clients. On ne lui enlevait, il est vrai, que le chef de la maison; mais, en réalité, c'était toute la famille ! A quoi bon se servir de deux médecins dans la même famille....? Le *nouveau* docteur est si bon, si doux, si affable, il adore les enfants, il est plein de prévenances pour la mère....! Il est vrai que l'*ancien* connaît le tempérament de la famille; mais enfin, il n'est pas nécessaire à un docteur de voir les

gens si longtemps pour les connaître : ne lui racontera-t-on pas, d'ailleurs, sa biographie. *L'ancien* n'est pas sans quelques défauts, il est
brusque... : bref, il a tort, et désormais on ne l'appellera plus. Ces
petites scènes de famille durent se répéter plus d'une fois au détriment de notre respectable confrère, et s'il n'avait pas su se créer des
ressources dans les familles où l'association ne va point recruter des
membres, bon gré mal gré, il se trouvait dans l'obligation d'accepter
le service médical d'une de ces Sociétés qui venaient de jeter le trouble
au milieu des douceurs péniblement achetées d'une existence tran-
quille. Malheureusement là ne se bornaient pas toutes ses infor-
tunes; il perdait en même temps un des plus beaux apanages de
sa profession : l'indépendance de l'esprit, si naturelle à l'homme,
se trouve largement développée chez le médecin par une conséquence inévitable de l'exercice de sa profession. Obligé tous les
jours de se prononcer sur les questions les plus graves avec une
autorité qui n'a point de rivale, mais d'autant plus solennelle qu'il
est seul juge et seul responsable de ses actions, il puise dans cette
gymnastique journalière de l'esprit une grande indépendance dans
ses déterminations comme dans ses jugements. Il n'est pas étonnant
qu'avec des dispositions semblables, notre respectable confrère ait eu
quelque répugnance à entrer dans les associations : bon, exact, dévoué, quand il n'écoutait que les généreuses impulsions de son cœur,
il voyait avec douleur qu'un règlement allait lui imposer ces qualités
heureuses; il voyait avec effroi sa liberté engagée et à la merci d'une
classe d'hommes qui pouvaient en user sans discernement, et bien
souvent en abuser. Ces griefs du vieux praticien contre l'association
furent plus ou moins sentis par le corps médical, mais ce ne fut
jamais au détriment des sociétés. A côté de l'institution naissante
s'élevait, aussi impatiente de grandir, la nouvelle génération médicale. La conformité d'âge, des aspirations également généreuses de
part et d'autre, ne tardèrent pas à les réunir dans une communauté
d'intérêt. Le jeune médecin se livra aux Sociétés avec toute la générosité de son caractère, et c'est peut-être une des causes qui suscitent
aujourd'hui le plus de difficultés. La nouvelle génération médicale
d'alors a grandi; les Sociétés se sont multipliées et ont acquis un développement immense; les relations entre les deux parties ne pouvaient plus être les mêmes. D'un côté, le médecin, plus pénétré de

l'importance et des difficultés de sa profession, devenu en même temps plus occupé, se trouvait d'autant plus en droit de réclamer une plus juste rétribution de ses services qu'il avait fait une avance de son temps et de ses peines ; de l'autre côté, les Sociétés ne pouvaient plus accepter gratuitement ou à peu près un service qu'elles étaient arrivées à pouvoir indemniser honorablement.

Ces nouvelles conditions à établir entre la Société et les médecins, ont eu lieu la plupart du temps sans bruit, après une entente amiable entre les deux parties ; mais il était impossible qu'il n'y eût pas de tiraillements dépendant plutôt des personnes que des choses. L'esprit d'opposition, qui s'est traduit en quelques endroits par une espèce de coalition médicale, indique que cette question a été traitée quelquefois un peu trop commercialement. Cela ne doit pas être, et, malgré la rareté des excès que nous venons de mentionner, ils n'en sont pas moins regrettables.

Nous avons sous les yeux la statistique des honoraires alloués aux médecins depuis l'année 1857 jusqu'en 1859, et nous trouvons d'année en année une progression croissante de ces honoraires, qui concorde parfaitement avec le bien-être croissant des associations. Tandis qu'en 1854 chaque sociétaire donnait en moyenne pour toute l'année 1 fr. 50 c. au médecin, ce dernier chiffre s'élève à 1 fr. 73 c. en 1859. Quelques personnes trouveront cette moyenne peu élevée ; mais il ne faut pas perdre de vue qu'elle représente un chiffre d'honoraires assuré, et considérer surtout que les clients libres d'une certaine classe imposent souvent au médecin une générosité nullement méritoire. Il nous semble d'ailleurs qu'en cette circonstance il faut savoir céder à un sentiment supérieur. La rétribution du médecin est modeste, il est vrai ; il l'a acceptée néanmoins avec la satisfaction d'avoir contribué au succès et au développement d'une institution qui moralise les classes laborieuses en leur faisant du bien, et offre en même temps à l'humanité tout entière l'horizon d'un avenir nouveau.

Ces sentiments, que nous ne craignons pas d'attribuer au plus grand nombre, sont loin de justifier les plaintes dont le service médical a été l'objet. C'est que les meilleures intentions ont besoin, pour se manifester, du concours favorable des circonstances ; et il n'est pas douteux pour nous que la manière, si variable pour chaque société dont le service médical est organisé, paralyse souvent ces bonnes intentions et engendre des difficultés. Il est donc essentiel, dans l'intérêt des associations et dans celui des médecins eux-mêmes, de rechercher le mode d'organisation qui réunit les conditions les plus favorables, ou, plus explicitement, celui qui, avec économie, donne toutes les garanties possibles d'un bon service médical.

Nous commencerons nos recherches en examinant si les Sociétés doivent confier le service médical à un seul ou à plusieurs médecins, ou bien encore si elles doivent laisser le sociétaire libre de s'adresser au médecin de son choix.

Cette question, qui intéresse au plus haut degré la prospérité des associations, est très-complexe à notre avis : non-seulement elle met directement en présence les intérêts des médecins pris en masse et ceux des Sociétés, mais encore elle peut engendrer des difficultés entre les membres du corps médical. Il est donc de notre devoir de l'envisager sous ce double point de vue.

Deux mémoires imprimés nous paraissent résumer les objections que l'on peut soulever en faveur ou contre ces divers modes d'organisation du service médical : l'un est signé par M. Vée, président d'une des Sociétés les plus florissantes de Paris, l'autre par 31 médecins d'Orléans. Il nous paraît d'autant plus rationnel de nous attacher à ces deux travaux que l'un semble défendre les intérêts des Sociétés ; et l'autre, on le devine, se préoccupe surtout des intérêts professionnels.

M. Vée est très-explicite ; d'après lui, la nécessité où se trouve le sociétaire d'accepter le médecin que lui impose la Société est un des plus grands obstacles au progrès de l'association : « Parmi les « causes, dit-il, qui peuvent s'opposer au progrès de l'association, « dans les classes ouvrières, pour s'assurer mutuellement des se- « cours en cas de maladie, on doit *très-évidemment* placer la néces- « sité qu'imposent presque généralement les Sociétés à leurs mem- « bres, de recevoir les soins du médecin qu'elles ont choisi et désigné « d'avance pour ce service (1). » Nous craignons qu'en cette circonstance, l'auteur du mémoire n'ait cédé, sans le vouloir, à la tendance

____

(1) *Bulletin des Sociétés de secours mutuels*, année 1859, page 67.

naturelle qui nous pousse à accorder aux autres nos propres sentiments, sans réfléchir aux modifications que l'éducation et le genre
de vie peuvent introduire dans un certain ordre d'idées.

L'expérience prouve que, généralement, le sociétaire se préoccupe
peu d'avoir à consulter un médecin qu'il n'aura pas choisi lui-même.
Beaucoup d'entre eux ont pris l'habitude, dans l'armée, d'accepter
le service médical que le sort leur avait choisi; dans les grands
centres, ils profitent volontiers des consultations des hôpitaux, des
dispensaires, et ils ont cela de commun avec le riche qui, moyennant une somme assez forte, est reçu dans une maison de santé, où
certainement il n'aura pas le choix du médecin. Après ces faits, nous
ne voyons pas pourquoi l'artisan, libre d'ailleurs d'accepter les conditions des Sociétés, et ceci est un grand point, aurait quelque scru-
pule à placer sa confiance en des hommes choisis par des patrons ou
des personnes qui ne veulent que son bien. « Ne faut-il pas d'ail-
« leurs, continue le même auteur, savoir s'élever, à cette occasion,
« jusqu'à l'application des principes d'un ordre plus élevé encore ?
« Ils consistent ici dans la conviction de la nécessité de sauvegarder
« toujours la liberté, la responsabilité humaine, qui doivent être tou-
« jours respectées par ces associations de secours mutuels, que j'es-
« père voir magnifiquement grandir, en s'appliquant successivement
« à une foule de besoins des classes laborieuses. A cause de cela
« même, je voudrais leur voir éviter d'autant plus soigneusement de
« faire peser sur leurs membres ce niveau d'égailté et d'abandon de
« toute personnalité qui caractérise les utopies du phalanstère socia-
« liste; car, en améliorant les conditions de moralité et de sécurité
« dans lesquelles se placent les travailleurs, qu'elles appellent dans
« leur sein pour les assurer contre les éventualités redoutables de la
« maladie et de la mort, elles doivent cependant changer le moins
« possible pour eux les relations et les habitudes ordinaires de la vie
« générale du pays. »

Cela est vrai, mais ce serait tirer des conséquences extrêmes d'un
principe fort juste que d'exiger pour l'associé une liberté et une responsabilité absolues. Du moment où un homme est obligé de se réunir à ses semblables pour jouir des avantages que, seul et libre, il
ne pourrait pas se procurer, il nous semble très-naturel que cet
homme sacrifie un peu de sa liberté à l'association qui, en définitive,

ne lui impose des conditions que pour le rendre et plus fort et plus libre. N'est-ce pas d'ailleurs ce qui arrive inévitablement dans les grandes associations de la famille humaine? Que sont donc nos lois civiles, sinon des entraves? Mais ces entraves sont nécessaires, et la société n'en est que mieux établie. La liberté individuelle est la fin de toute société ou l'expression d'une civilisation complète; nous sommes bien loin, hélas! de ce beau résultat, il faut donc nous résigner à subir les conséquences de notre imperfection. M. Vée ne s'est pas borné à émettre ces idées; il les a appliquées à une Société qui renferme plus de 1,500 membres, et c'est après avoir expérimenté sur cette vaste échelle qu'il propose d'organiser le service médical sur les bases qu'il va nous indiquer.

« L'association doit avoir son médecin, ou, mieux, ses médecins;
« à eux doit être dévolue la mission de confiance d'examiner l'état
« de santé des personnes qui sollicitent leur admission; c'est à eux
« aussi que la Société s'en rapporterait d'ailleurs, dans tous les cas
« douteux ou difficiles d'application des secours qui pourraient être
« résolus par un examen médical; elle leur attribuerait de plus les
« soins à donner à tous les sociétaires qui déclareraient n'avoir pas
« de raison pour choisir eux-mêmes leurs médecins. Quant à ceux
« qui, comme je l'ai dit en commençant, se trouveraient attachés par
« les liens si respectables de l'habitude ou de la confiance à d'autres
« praticiens, ils les conserveraient en se conformant à certaines con-
« ditions déterminées par un règlement spécial.

« Il ne faudrait pas, en effet, que l'aveuglement qui pousse cer-
« tains individus à confier le soin de leur santé à des charlatans ou
« à des hommes tarés vînt compromettre l'intérêt de la Société avec
« le leur propre. On demandera donc que le médecin soit agréé par
« le conseil d'administration, qui recevra en même temps l'engage-
« ment du sociétaire de se confier, en cas de maladie, au médecin
« qu'il présente, et par celui-ci de faire ce service en se conformant
« aux règlements et décisions administratives, en acceptant d'avance
« comme consultant le médecin titulaire de la Société, le conseil
« d'administration pour intervenir ainsi dans le traitement du malade,
« sans blesser les usages ordinairement suivis entre médecins, s'il
« surgissait quelque crainte de préjudice pour les intérêts sociaux,
« dans une erreur de diagnostic ou dans les conseils donnés au ma-
« lade.

« Ces engagements doivent être temporaires : chaque année, dans
« le mois de décembre, le sociétaire est libre de désigner un autre
« médecin, dans les mêmes conditions, pour l'année suivante, et le
« médecin est libre aussi de conserver le service ou d'y renoncer ;
« cette faculté peut être exercée aussi bien par les personnes qui ont
« accepté les médecins de la Société que par ceux qui en ont dési-
« gné au dehors. »

Ce qui nous frappe d'abord dans ce système, ce sont les difficultés
administratives, que l'on ne craint pas d'introduire dans l'exercice
d'une profession dont les fonctions sont d'autant plus délicates, que
l'homme qui en est revêtu n'a et ne peut avoir d'autres juges que sa
conscience et Dieu. A-t-on bien réfléchi à toutes les difficultés d'un
pareil contrôle ? Pour imposer à bon droit de telles conditions, il
faudrait organiser les Sociétés sur le pied d'un régiment, et là, du
moins, si le médecin est obligé de subir les conséquences d'une
hiérarchie nécessaire et accordée au mérite, cette hiérarchie elle-
même lui donnera une autorité sur ses malades et un crédit auprès
de ses chefs, qu'il ne peut pas avoir dans l'organisation actuelle des
Sociétés de secours mutuels.

Qui ne prévoit d'ailleurs tous les embarras administratifs que doit
occasionner un personnel médical nombreux ? D'abord, c'est le sociétaire qui doit signer une déclaration dans laquelle il présente son
médecin au conseil d'administration (1). En second lieu, c'est le
médecin qui signe à son tour une déclaration dans laquelle il con-
sent à donner ses soins à un sociétaire, promettant bien de se conformer aux règlements précités, et déclarant d'avance accepter comme
consultants ses médecins ordinaires toutes les fois que le conseil
d'administration croira devoir le demander (2). De sorte que, pour

---

(1) Je, soussigné, membre participant de la Société de secours mutuels du
quartier du Faubourg-Saint-Denis, ai l'honneur de présenter au Conseil d'administration M. le D^r......, demeurant rue......, qui voudra bien me donner ses
soins en cas de maladie, ainsi qu'à......, pendant l'année......, déclarant me
confier entièrement à lui et à décharger la Société de toute obligation à cet
égard.

Signé......

(2) Je, soussigné, docteur médecin, sur la demande qui m'a été faite par M...,
membre de la Société de secours mutuels du quartier du Faubourg-Saint-Denis,
déclare consentir et m'engager à lui donner des soins en cas de maladie, ainsi

donner ses soins à un malade, le médecin est tenu d'engager sa liberté, sa parole; obligé de faire acte de déférence envers des confrères qu'il ne connaît peut-être pas, tout cela écrit, parafé: il n'y manque plus que le sceau du notaire!

Toutes les fois qu'on agite la question d'organisation d'une Société l'on ne doit pas perdre de vue qu'avant tout il faut ménager le plus possible l'argent des cotisations pour multiplier les bénéfices que l'ouvrier peut retirer de l'association; tout ce qui s'écarte directement de ce but doit être considéré comme accessoire. Or, une administration compliquée entraîne toujours des frais de gestion considérables, et c'est un des grands inconvénients du système que nous venons d'examiner.

M. Vée peut répondre à nos objections par l'état prospère de la Société dont il est le président; il peut nous dire que l'organisation médicale, telle qu'il la propose, est une des causes qui ont élevé, en une seule année, de 800 à 1,500 le nombre de ses sociétaires. Avec toute la déférence due aux opinions d'un homme dont l'autorité est si légitime quand il s'agit des Sociétés de secours mutuels, nous croyons que ce succès incontestable doit être bien moins attribué à l'organisation du service médical qu'à cet esprit de propagande communiqué aux sociétaires par l'homme dévoué et plein de talent qui les dirige.

Avant de conclure, nous examinerons rapidement les arguments de MM. les médecins d'Orléans.

Nos honorables confrères pensent, avec M. Vée, qu'il faut respecter la liberté du sociétaire et admettre tout le corps médical au service des Sociétés. « En organisant, disent-ils, le service médical de la Société dont nous parlons, était-il indispensable, était-il conve-

qu'à......, pendant l'année....., moyennant les honoraires ordinaires alloués par la Société (abonnement annuel de 3 francs par tête de sociétaire), qu'elle devra me remettre à la fin de l'année, en me conformant d'ailleurs aux règlements et autres instructions données pour le service médical et pharmaceutique de ladite Société; déclarant d'avance accepter comme consultants ses médecins ordinaires toutes les fois que le Conseil d'administration croira devoir le demander

Vu et approuvé, au nom du Conseil d'administration; fait et signé triple.

Paris, le......

Le Président.

nable même, de confier ce service à quelques médecins privilégiés, auxquels on ne pouvait faire du bien qu'en faisant du mal à un plus grand nombre de leurs confrères? » Toute leur argumentation se résume d'ailleurs en ces mots : — Nous ne voulons pas de monopole en faveur de quelques privilégiés du corps médical. — Nous apprécions les raisons de nos honorables confrères; le déficit introduit dans le budget annuel du médecin par la création des Sociétés a dû être considérable dans les localités où un seul médecin a concentré dans sa clientèle la plupart des familles ouvrières, mais s'ensuit-il que les associations doivent tenir compte de ces réclamations ?

Nous ne le pensons pas. Nous ne voyons pas d'ailleurs quel avantage les médecins retireraient de cette participation générale au service des Sociétés, il serait nul à notre avis ; car, s'il est possible de faire une réduction considérable sur le prix des visites quand le nombre de ceux qui ne sont pas malades est suffisant pour dédommager le médecin de son assiduité auprès de ceux qui ont réclamé ses soins, il n'en est plus ainsi dans le cas où le nombre des sociétaires est très-petit, et c'est ce qui arriverait si tout le corps médical coopérait au service des Sociétés. Quel est celui qui voudrait s'engager toute l'année à être le médecin d'un sociétaire isolé moyennant la somme de 2 ou 3 francs? La grande majorité, nous n'en doutons pas, préférerait donner gratuitement ses soins et conserver sa liberté.

L'introduction des Sociétés de prévoyance dans notre organisation sociale a fait cette position aux médecins; c'est une place de plus à conquérir, et Dieu sait s'il y en a ! Mais de même que l'on ne peut pas obliger les administrations des hôpitaux, pas plus que celles des chemins de fer, à ouvrir leurs portes à tout le corps médical, de même l'on ne peut pas et l'on ne doit pas faire participer tous les médecins au service de toutes les Sociétés.

Il y a de cela quelques années, la scène politique nous offrait assez souvent le spectacle de deux hommes épuisant toutes les ressources de l'éloquence pour faire prédominer un système ou une idée; généralement ils n'oubliaient qu'une seule chose, c'était d'examiner préalablement ce qui convenait le mieux à la mère patrie. Il y a un peu de ce genre d'oubli dans les deux travaux que nous venons d'examiner : dans l'un, en effet, on se préoccupe beaucoup

de la liberté, de la dignité de l'individu, sans calculer jusqu'à quel
point cette liberté et cette dignité sont compatibles avec les intérêts
de l'association; dans l'autre, on se préoccupe aussi de la liberté de
l'individu, mais c'est au point de vue des intérêts professionnels.
L'association qui, en définitive, est la première en cause dans ce
débat, mérite bien qu'on s'occupe un peu d'elle. Ce que les autres
n'ont pas fait, nous essayerons de le faire; prenons sa cause d'of-
fice, comme on dit au palais, et voyons ce qu'on pourrait bien répondre.

Le médecin tient pour ainsi dire la prospérité d'une Société entre
ses mains : par la manière plus ou moins large, complaisante ou
généreuse dont il administre les médicaments et certains médicaments, il peut occasionner des dépenses considérables et souvent su-
perflues. Or, il est facile de prévoir qu'un médecin n'ayant à soigner
qu'un ou deux malades d'une Société (condition fréquente, si tout le
corps médical était admis au service des associations), s'intéressera
beaucoup plus à ses deux malades qu'à la Société elle-même. Il sera
tout disposé à écouter un caprice de son client, ou bien encore il sera
peu économe dans le choix de ses médicaments; en un mot, il sa-
crifiera les intérêts d'une Société qu'il connaît à peine au désir
bien naturel d'être agréable à un homme auquel il a déjà prodigué
ses soins.

A quoi bon d'ailleurs favoriser cette tendance naturelle au chan-
gement, en laissant au sociétaire la latitude de changer son médecin tous les ans ? Par caprice, plutôt que par nécessité, il arrivera
souvent que tel sociétaire changera son médecin toutes les fois
qu'il le pourra; tel autre, trouvant chez le docteur de son choix une
juste sévérité pour signer la feuille d'indemnité des jours de maladie, ou peu de complaisance pour satisfaire sa nosomanie ou sa
droguo-manie (s'il est permis de parler ainsi), changera, lui aussi,
de médecin jusqu'à ce qu'il ait trouvé celui qui lui convient, et celui
qui lui convient n'est pas celui qui convient à la Société.

Est-ce à dire cependant que l'association ne doive avoir en vue que
ses propres intérêts ? A Dieu ne plaise que nous ayons une pensée
semblable ! Toute Société dans la grande n'est possible qu'autant
qu'elle sait respecter tous les droits et concilier ses intérêts avec
les intérêts de tous. Voici le mode d'organisation du service médical

qui nous paraît être en harmonie avec les principes que nous venons d'énoncer.

Nous admettons que l'adoption d'un seul médecin dans une Société a le double inconvénient de forcer la confiance du malade et de monopoliser le service médical; mais il faut convenir aussi que l'intérêt de l'association s'oppose à ce que le sociétaire soit laissé libre de choisir son médecin. Entre ces deux extrêmes on peut trouver un moyen terme qui aplanira toutes les difficultés : que chaque Société choisisse deux, trois, quatre médecins, jamais moins de deux, jamais plus de quatre, à moins d'un nombre trop considérable de sociétaires; il leur sera ainsi facile de placer leur confiance en des hommes connus, recommandables à tous égards, et cette préférence exclusive leur permettra d'attendre de leur part une sollicitude particulière qui, sans être préjudiciable au malade, ne perdra jamais de vue les intérêts de l'association. Ces médecins auront en effet mille raisons de s'intéresser à l'œuvre; ils pourront au besoin se prêter mutuellement le secours de leur expérience; et les sociétaires, sans avoir la liberté d'un choix illimité, auront néanmoins une latitude suffisante pour satisfaire leurs sympathies.

Des divers modes de payement des honoraires du médecin.

Une question non moins intéressante pour les Sociétés que la précédente est celle de savoir quel est le meilleur mode à suivre pour la rémunération du service médical : doit-on adopter le *traitement fixe annuel, l'abonnement par an et par sociétaire, ou bien l'honoraire par visite?* Nous examinerons successivement chacun de ces systèmes.

Le traitement fixe annuel présente trop d'inconvénients pour être adopté. Il suffit en effet que le nombre de sociétaires augmente ou diminue pour que l'association ou le médecin se trouvent lésés dans leurs intérêts, à moins toutefois qu'on n'établisse de nouvelles conditions basées sur l'augmentation ou sur la diminution du nombre des sociétaires, et alors on tombe dans le système de l'*abonnement par an et par sociétaire* dont nous allons parler.

L'abonnement *par an et par sociétaire* est peut-être le mode le plus généralement adopté; les Sociétés le préfèrent, parce qu'il leur donne à l'avance le chiffre exact de leurs dépenses; elles le préfèrent encore, parce qu'il leur offre une garantie que le système de *l'honoraire par visite* ne leur offre pas, disent-elles.

Nous ne pensons pas cependant que la question pécuniaire doive influencer ici les déterminations des Sociétés, car nous pouvons dire déjà que généralement le système de *l'honoraire par visite* a donné des avantages pécuniaires plus considérables que le mode de l'abonnement *par an et par tête de sociétaire.*

Des idées d'un ordre plus élevé doivent, à notre avis, inspirer le choix des Sociétés; n'oublions pas que le traitement des malades est le but principal de l'association : ce but serait manqué si la Société n'avait pas toutes les garanties que le service médical sera aussi bien fait qu'en dehors de tout lien de mutualité. Dans la crainte d'oublier, par pudeur, quelques-uns des reproches adressés à ce sujet aux médecins, nous laissons la plume à une main étrangère au corps médical. « En admettant l'abonnement en bloc ou autre, « quelle garantie a-t-on contre la négligence ou l'intérêt ? Ne peut-« il pas se trouver un docteur dont le dévouement se crée de doux « loisirs à l'ombre d'une subvention assurée, et qui préfère des vi-« sites fructueuses à celles qu'exigerait son engagement ? Voilà « donc alors les sociétaires malades traités sans suite, sans amour « et comme par corvée ! Voilà les visiteurs forcés de stimuler la pa-« resse ou l'incurie du médecin, de réclamer contre son absence ou « sa légèreté, et de provoquer enfin quelques mesures sérieuses pour « parer à cet état de choses. Et qu'on ne vienne pas dire que cette « supposition sort du code des possibilités ! Tout en reconnaissant « les vertus philanthropiques dont font preuve la plus grande partie « des médecins, il en est encore plus d'un pour lesquels l'exercice « de la science n'est qu'une spéculation plus ou moins lucrative, et « qui sentent le besoin de faire rembourser au public les frais énor-« mes de leurs longues études. » Nous acceptons comme vérité que le médecin ayant des honoraires assurés a pu, comme on le dit plus haut sous une forme poétique, « se créer de doux loisirs à « l'ombre d'une subvention assurée. » Il arrive en effet dans ce cas que le service médical laisse beaucoup à désirer, et cette seule consi-dération suffirait pour faire rejeter le système de l'abonnement. Mais

ce n'est pas le seul inconvénient que nous lui trouvions. Beaucoup
de sociétaires ne s'élèvent pas au-dessus de ce raisonnement; le
médecin est payé, il faut qu'il marche, et ils le font marcher en effet
pour l'indisposition la plus légère, lors même qu'ils peuvent aller
demander eux-mêmes une consultation. Souvent le médecin arrive
au lit du malade, et là il n'a plus qu'à regretter une course inutile
et à déplorer le vice d'une organisation qui laisse le premier venu
libre de disposer de ses moments.

Ne voit-on pas d'ailleurs les conséquences fâcheuses qui peuvent
résulter de l'entêtement d'un sociétaire qui veut être malade malgré
le médecin? C'est une comédie aussi commune dans les Sociétés
qu'à bord des bâtiments et dans les garnisons. Dans la plupart des
associations, il y a ce que l'on pourrait appeler la portion onéreuse,
composée d'hommes décidés à vivre et à être malades aux dépens
de leurs coassociés. Ces parasites s'alitent régulièrement deux ou
trois fois par an; la rude saison, les temps de chômage sont les
moments qu'ils choisissent pour leur exploitation. Il faut avouer
qu'ils ont d'excellentes raisons pour agir ainsi s'ils ont eu la précaution de se faire recevoir en même temps dans plusieurs Sociétés;
dans ce cas, leur indemnité de maladie peut s'élever quotidiennement
à 8 ou 10 francs.

Le jour qu'ils doivent tomber malades étant bien arrêté, ils s'ins-
tallent dans leur lit et envoient chercher le médecin : qu'il vienne de
suite, je suis au plus mal, font-ils dire par le commissionnaire ! Le
médecin arrive, examine, tâte, palpe, entend beaucoup de plaintes,
mais ne trouve aucun mal ; il est évident pour lui que ce sociétaire
veut le tromper. Que faire en pareil cas ? Fermer les yeux ? ce serait
compromettre les intérêts de la Société. Poser clairement au prétendu malade le diagnostic de la science, c'est entrer avec lui dans
une lutte insupportable, car il s'est mis dans la tête d'avoir des in-
demnités de maladie, et il vous poursuivra jour et nuit jusqu'à ce
qu'il ait obtenu sa feuille de visites ; peu lui importe que vous alliez
le voir, c'est sa feuille qu'il veut et, si vous ne la lui donnez pas, ce
sera aux dépens de votre tranquillité. Il fait venir à son chevet le
président, les visiteurs, il déplore devant eux la négligence du médecin, qui ne vient pas le voir, dit-il, parce qu'il est payé par abonnement,
ou, en d'autres termes : le docteur viendrait plus souvent si on lui

payait chaque visite. Sa bonne foi apparente, car il joue bien son rôle, les préjugés de ceux qui l'écoutent donnent un certain crédit à ses paroles, et, s'il ne parvient pas à susciter des désagréments sérieux au médecin, ce sont toujours des pertes de temps et des ennuis.

Les Sociétés doivent se préoccuper de ces considérations; en effet, les gens de mauvaise foi ne sont pas les seuls à avoir des difficultés de ce genre avec le médecin. Le plus honnête homme se sentant véritablement malade est souvent disposé à accuser la négligence de son médecin par cette même raison qu'il est abonné. Le moindre retard, une absence volontaire d'un jour jugée possible par le docteur sont mal interprétés, et, tandis que le client ordinaire, malgré son impatience bien naturelle quand la douleur la provoque, sait trouver dans les exigences de la profession une excuse fort légitime, le sociétaire s'imagine aussitôt qu'on le néglige et il manifeste tout haut son mécontentement. On conçoit dès lors toutes les difficultés qui peuvent surgir de cette position tendue entre le malade et le médecin.

Cette tendance fâcheuse du sociétaire à soupçonner le zèle du médecin est malheureusement trop fréquente, et il faut qu'il en soit ainsi pour que des médecins étrangers aux associations en aient fait la remarque. M. le docteur Vignolo, dans son rapport à la Société philanthropique de Paris sur le mouvement des dispensaires pendant l'année 1857, s'exprime en ces termes à l'égard des Sociétés : « Une « autre observation que je ne doit pas passer sous silence, c'est que « vos médecins sont unanimes à reconnaître qu'ils sont loin d'avoir « à se louer de leurs relations avec les malades de certaines Sociétés « inscrits au moyen des cartes dont ils disposent (1). Nous rencontrons en effet bien souvent chez eux une exigence que, je me « plais à le dire, nous ne sommes point accoutumés à rencontrer « chez nos autres malades. Cela tient à ce que, regardant leur inscription comme un droit et non comme une faveur, ils se croient « aussi le droit de se plaindre suivant leurs caprices, ou d'exiger, « suivant leurs désirs, des adoucissements plus spéciaux, de plus « fréquentes visites, en un mot, des soins plus particuliers que ceux « jugés par le médecin. »

(1) Certaines Sociétés de Paris simplifient le service médical et pharmaceutique en les confiant tous les deux à l'administration des dispensaires de la *Société philanthropique* moyennant une somme qui varie selon le nombre de malades.

Le système de l'abonnement a cet immense désavantage de donner aux fonctions du médecin un caractère obligatoire qui le met à la disposition des sociétaires, presque toujours portés à croire qu'on ne fait pas assez pour eux. Dans les garnisons, dans certaines manufactures, ce caractère obligatoire n'a aucun inconvénient, parce que le service se fait pour ainsi dire sous les yeux des chefs, qu'une surveillance active est exercée sur les malades, dont la moralité est bien connue ; de telle sorte que la fraude est presque impossible, et que le médecin est assuré du concours de l'autorité pour faire respecter ses droits.

Dans les Sociétés, surtout à Paris, un pareil contrôle est impossible ; l'intervention des visiteurs est insuffisante, et parmi ces derniers un grand nombre ne comprennent ni la portée ni le but de leurs fonctions. Le seul moyen de rendre cette dernière institution fructueuse serait de la confier à des sœurs de charité, comme cela se pratique dans plusieurs Sociétés, à Metz par exemple. On aurait ainsi la garantie d'une surveillance intelligente, dévouée, serviable, et les sociétaires qui vivent dans le célibat recevraient de ces saintes femmes les soins qu'ils sont obligés d'aller chercher dans un hôpital quand ils tombent gravement malades. Le service médical aurait ainsi un contrôle sérieux, et c'est à cette seule condition que le système de l'abonnement nous paraît acceptable.

Après avoir examiné ce qu'il y a de désavantageux pour les Sociétés dans le système de l'abonnement, nous jetterons un coup d'œil sur les intérêts du corps médical. Pour lui comme pour la Société, la question pécuniaire doit être tout à fait secondaire ici. Pour le médecin, elle doit faire place à une question de dignité professionnelle.

Le public se montre généralement très-difficile à l'égard des réputations qui entourent comme une auréole certaines professions libérales.

Les médecins ne doivent pas se plaindre de cette juste sévérité, elle est honorable pour eux ; mais elle les autorise à mettre, autant que possible leur réputation à l'abri, à faire en sorte que l'on puisse dire d'elle, sans pousser la comparaison plus loin néanmoins, ce que César disait de son épouse : Elle ne doit pas être même soupçonnée.

A notre avis, l'association a fait peu de tort aux médecins sous le rapport pécuniaire; elle leur a porté un coup bien plus fâcheux en les mettant à la merci des sociétaires par un engagement forcé. Nous concevons jusqu'à un certain point qu'un médecin accepte un abonnement isolé de la part d'une famille dont l'éducation lui garantit les bons procédés et les relations amicales; mais, parmi les sociétaires, un grand nombre comprennent-ils tout ce qu'il y a de délicat entre un médecin et un abonné : ils ne voient le plus souvent qu'un homme payé et pas autre chose. On dirait que l'ouvrier ne peut pas croire que, moyennant une si faible somme, il sera soigné comme un malade ordinaire ; il devient alors méfiant, mais de qui et de quoi ne l'est-il pas? Ses administrateurs ne sont pas même à l'abri de ses soupçons et la méfiance le rend difficile.

Si le médecin était en butte seulement aux injustes récriminations de quelques sociétaires, ce ne serait qu'un petit mal ; mais des hommes considérables partagent quelquefois ces soupçons injurieux, et l'autorité de leur nom leur donne une authenticité déplorable. Il nous paraît naturel que la Société ait des méfiances à l'égard de ses membres et qu'elle leur impose toutes les mesures nécessaires pour sauvegarder ses intérêts; mais le docteur qui ne fait pas partie de l'association, qui n'en retire aucun avantage, doit-il mettre en jeu sa dignité ou sacrifier quelque chose de sa liberté? Nous ne le pensons pas, et puisque le système de l'abonnement l'expose à ces inconvénients, il doit montrer aux Sociétés tout ce qu'il y a de désavantageux et pour elles et pour lui : c'est ce que nous venons de faire assez longuement, vu l'importance du sujet. Résumons-nous. Le système de l'abonnement présente les inconvénients majeurs qui suivent :

1° La Société n'est pas suffisamment garantie contre la négligence du médecin;

2° Il favorise l'exploitation du mauvais sociétaire en lui permettant d'accuser le mauvais vouloir du médecin ;

3° Il dispose généralement les associés à n'être pas satisfaits de l'exactitude et du dévouement du docteur ;

4° Il expose le médecin aux exigences, aux abus et aux soupçons des sociétaires.

A notre avis, lequel est basé d'ailleurs sur ce qu'enseigne l'expé-

rience, le système de l'honoraire par visite est celui de tous qu[i]
réunit les meilleures conditions possibles. On a dit cependant, et c'est
l'objection la plus défavorable à ce système, que le médecin pourrait bien multiplier ses visites au point de dépasser de beaucoup les
prévisions ordinaires. Nous admettons la possibilité, la vérité de ce
fait ; mais on doit convenir avec nous que l'homme assez peu scru-
puleux pour abuser ainsi se montrera coupable en sens opposé s'il
est soumis au régime de l'abonnement. L'improbité trouve toujours
moyen de s'arranger, et nous verrons celui qui ne craignait pas de
simuler un zèle inutile dans un but intéressé, devenir d'une négligence coupable quand son prétendu zèle ne lui rapportera plus rien.
Dans le premier cas, la malhonnêteté s'exerçait aux dépens de la
bourse des Sociétés ; dans le second, elle aura lieu au détriment du
malade. Or la Société doit-elle hésiter entre l'intérêt du malade et
une faible somme d'argent? Si le nombre des médecins mal inten-
tionnés est considérable, dans aucune des deux hypothèses la Société
n'est possible. Dans la première, elle serait bien vite ruinée; dans la
seconde, la défection des sociétaires mécontents du service médical
en provoquerait bientôt la dissolution.

Rien de plus facile d'ailleurs que de se mettre à l'abri de la mauvaise foi : que les Sociétés n'adoptent qu'un nombre limité de médecins, comme nous l'avons conseillé plus haut, et elles trouveront
sans doute à bien placer leur confiance. En tenant un compte exact
des visites de chaque médecin, la pratique des uns pourra servir jusqu'à un certain point de contrôle à la pratique des autres. Nous ne
pensons pas cependant que l'on soit jamais obligé d'en venir à cette
précaution. Nous aimons plutôt à croire que, par une de ces contra-
dictions bizarres, mais assez naturelles à l'esprit humain, tel sociétaire
disposé à trouver le nombre de visites insuffisant quand le médecin
était rétribué par abonnement, sera le premier à demander moins de
visites quand on lui aura bien dit et bien fait comprendre que le
médecin est rétribué toute les fois qu'il est dérangé, et que la Société
ne l'a choisi que parce que son talent et sa moralité permettent
d'espérer que le service médical sera bien fait et que les intérêts de
'association seront sauvegardés.

Le sociétaire ferait ainsi lui-même le contrôle du service médical,
et quel autre que lui est le plus apte à le faire quand il n'a plus de
motif d'exercer sa méfiance ?

On a encore objecté au système de l'honoraire par visite de placer les obligations de la Société dans le champ de l'inconnu. Cette objection a pu avoir dans le temps une certaine valeur : les Sociétés avaient à se préoccuper beaucoup dès le principe de la possibilité de faire face à tous leurs engagements ; elles devaient faire le plus souvent à l'avance le budget de leurs dépenses, et le système de l'abonnement pouvait seul leur convenir. Mais aujourd'hui une expérience de plusieurs années permet de connaitre la moyenne des frais médicaux pour chaque Société, et l'objection tombe. En jetant un coup d'œil sur le tableau que nous avons dressé, chaque Société peut savoir approximativement combien elle aura de malades, combien de jours de maladie et combien de frais de visite du médecin.

Pour donner une juste idée des avantages que procure le système que nous préconisons, nous allons exposer les résultats qu'a obtenus avec lui la *Société du quartier du Jardin-des-Plantes*, à Paris. L'honorable M. Dublanc, membre de l'Académie impériale de médecine en est le président et c'est à sa précieuse bienveillance que nous devons les renseignements suivants. Cette Société est composée de 400 membres, et le service médical est effectué par trois médecins.

Depuis le 1er janvier 1859 jusqu'au 1er avril 1860, ces 400 sociétaires ont fourni cent onze maladies, qui ont donné lieu au payement de 1,518 jours de maladie. Il faut extraire de ce dernier chiffre 309 journées résultant de quelques affections traitées à la consultation et qui n'ont pas exigé de visite. Il reste par conséquent 1,209 jours de maladie qui ont provoqué 422 visites de médecin. Chaque visite étant rétribuée 1 fr. 50 c., les frais médicaux de cette Société ont atteint le chiffre de 633 francs dans l'espace de 15 mois.

Nous ferons remarquer en passant que, dans cette occasion, le nombre de visites est à peu près le tiers ou les 2/8 dixièmes du nombre de jours de maladie.

Ces résultats n'ont pas besoin de commentaire ; en supposant en effet que la Société du quartier du Jardin-des-Plantes eût adopté le système de l'abonnement à 3 francs ou à 2 francs par tête, les frais médicaux se seraient élevés pour les 15 mois, dans le premier cas, à 1,500 francs, dans le second, à 1,000 francs.

Il est donc incontestable que, sous le rapport pécuniaire et dans les conditions dont nous venons de parler, le système de l'honoraire par visite est plus avantageux que celui de l'abonnement. Reste à savoir quel doit être le prix de chaque visite. A Paris, on accorde généralement 1 fr. 50 c. pour chaque visite ; quelques Sociétés accordent un peu plus ; d'autres un peu moins. Quant aux autres villes, il leur sera toujours facile d'établir ce prix en admettant d'abord une réduction suffisante et en basant cette réduction sur le prix ordinaire des visites que l'usage a consacré dans le pays.

Les autres avantages du système que nous conseillons sont faciles à déduire, et nous pouvons les résumer en disant qu'avec lui disparaissent tous les inconvénients reconnus au système de l'abonnement. Le médecin qui aura consenti à faire le service d'une Société ne trouvera plus dans une subvention assurée un encouragement à sa négligence, et ses fonctions n'ayant plus ce caractère forcé, obligatoire, incompatible avec elles, il les exercera avec zèle et s'intéressera au succès des associations. Il est certain d'un autre côté que le sociétaire malade n'ayant plus de motif d'être méfiant, sera dès lors très-satisfait du service médical. Nous ferons remarquer en terminant que le système de l'honoraire par visite place les intérêts de l'association entre les mains du sociétaire et le laisse libre de disposer en partie du sort de ses économies.

Nous ne croyons pas cependant qu'il en abuse ; il n'y a qu'à lui bien faire sentir l'importance de la liberté qu'on lui accorde, liberté précieuse qui lui permet de se considérer absolument comme un client ordinaire vis-à-vis du médecin. Il est dont essentiel qu'il agisse comme tel et qu'il use toujours de la consultation gratuite du docteur avant de s'aliter : peu de maladies viennent subitement, et quelquefois un conseil donné en temps opportun peut éviter au sociétaire la perte complète de la santé et des frais considérables à l'association.

Nous ne doutons pas que cette confiance flatteuse, cette liberté profitable ne stimulent son zèle et ne l'encouragent à exercer tous les jours cette utile prévoyance dont la mutualité est le symbole.

Tableau des journées de maladie et des frais médicaux.

ANNÉES.	Nombre de sociétaires.	Nombre de malades secourus.	Nombre de jours de maladie.	MOYENNE de jours de maladie par sociétaire malade.	par sociétaire.	Nombre de malades sur 100 sociétaires.	Honoraires des médecins.	MOYENNE des frais médicaux par malade.	par sociétaire.	par jour de maladie.
			Résultats donnés par les Sociétés de tous les départements réunis.							
1857	416,881	108,945	2,126,800	19.52	5.100	26.12	712,854 45	6.05	1.70	0.34
1858	418,914	152,219	2,525,485	17.57	5.017	29.45	770,605 82	5.82	1.71	0.33
1859	472,855	129,714	2,576,651	19.99	5.045	27.45	852,505 12	6.57	1.80	0.33
MOYENNE GÉNÉRALE..........				19.02	5.054	27.66	»	6.14	1.75	0.33
			Résultats donnés par les Sociétés du département de la Seine.							
1857	57,965	11,410	248,722	21.80	4.12	23.50	100.787 96	8.85	1.74	0.40
1858	66,729	15,212	280,914	21.27	4.20	24.47	114,775 09	8.70	1.72	0.40
1859	69,555	14,149	402,558	28.45	5.79	20.34	152,555 23	9.56	1.91	0.32
MOYENNE GÉNÉRALE..........				23.84	4.70	22.70	»	8 96	1.79	0.37

Il n'est pas nécessaire de donner une note explicative de ces recherches statistiques ; elles parlent assez d'elles-mêmes. Nous dirons seulement que nous en avons puisé les éléments dans les rapports annuels de la Commission supérieure des Sociétés de secours mutuels et qu'elles sont basées sur le mouvement du personnel de toutes les Sociétés de la France pendant les trois dernières années. Nous avons établi séparément les mêmes calculs sur toutes les Sociétés du département de la Seine, pensant que ce terme de comparaison pourrait être de quelque utilité. Il confirme en effet cette opinion, partagée par beaucoup de personnes, que la méthode statistique appliquée aux phénomènes biologiques a une utilité bornée et qu'elle peut même devenir dangereuse quand on n'en use pas avec une judicieuse circonspection.

S'il est vrai que chaque individu jouisse d'une vie intellectuelle propre qui le distingue de ses semblables, rien n'est aussi variable que cette vie physique, en apparence la même pour tous. L'exactitude brutale des chiffres se plie difficilement à cette mobilité, à cette variabilité de la nature humaine. Chaque province, chaque ville, chaque hameau étant soumis à des influences climatériques très-diverses, il s'ensuit que le nombre et la nature des maladies, le nombre des malades comme celui des jours de maladie sont sujets à des variations très-considérables. Telle localité peut donner 30 malades sur 100 sociétaires, tandis que telle autre n'en donnera que 20 sur 100. Il en est de même pour les jours de maladie. L'âge des sociétaires, leur tempérament, leurs professions introduisent des conditions de variabilité bien plus grandes encore.

L'on voit par là combien doivent paraître erronés les résultats statistiques de toutes les Sociétés de la France, quand on vient à les comparer à des résultats isolés obtenus par exemple dans une seule Société. Ces grands problèmes sur la généralité ne sont bons qu'à servir de canevas aux considérations de MM. les économistes.

La plus utile, la plus profitable des statistiques pour les Sociétés est celle que chacune d'elle établit sur le mouvement de son personnel (tableau D). Ce travail annuel, dont les éléments sont toujours à peu près les mêmes, deviendra pour elle un document précieux rempli d'utiles leçons pour l'avenir, et la science générale pourra dans l'occasion y trouver cette précision de renseignements qu'on ne saurait trop désirer dans les questions économiques.

Il ne faudrait pas croire cependant que notre tableau statistique fût complétement inutile : il n'aurait pas sa raison d'être dans ce cas.

Nous croyons au contraire qu'il peut rendre quelques services, mais à la condition que les moyennes seront considérées simplement comme des valeurs approximatives.

III. SERVICE PHARMACEUTIQUE.

La fourniture des médicaments a toujours été, pour les Sociétés de prévoyance, une question difficile, souvent menaçante, et quelquefois ruineuse. Aussi de nombreux essais sur cette matière ont été entrepris par des hommes dévoués aux associations; plusieurs honorables membres du corps pharmaceutique ont également payé leur tribut à la même cause, et pourtant, malgré ce concours de circonstances favorables, fécondé par une expérience de plusieurs années, le problème est loin d'être entièrement résolu. La sagacité des uns aurait-elle échoué devant des considérations qui s'éloignent beaucoup des notions ordinaires du commerce et de l'industrie? La bonne volonté des autres aurait-elle trouvé un frein trop résistant dans les préoccupations instinctives des intérêts professionnels? Les deux suppositions sont possibles.

Une chose bien certaine, c'est que des plaintes incessantes sont formulées; un esprit de défiance engendre des relations désagréables entre les Sociétés et quelques pharmaciens, et, à tort ou à raison, quand une Société succombe, on attribue généralement sa ruine à l'exagération des frais pharmaceutiques.

Il nous paraît donc indispensable d'étudier sérieusement cette question, de l'étudier surtout avec une juste impartialité, que nous essayerons de puiser, d'un côté, dans le progrès désirable des associations, et de l'autre, dans les nobles exigences d'une profession dont on ne saurait trop sauvegarder les intérêts.

Nos recherches nous avaient conduit d'abord à cette supposition bien naturelle que les officines pouvaient éprouver des pertes ou tout au moins ne pas retirer un gain suffisant de leurs relations avec les Sociétés de prévoyance. Il n'en est rien cependant, et, de l'aveu de plusieurs pharmaciens, l'institution des Sociétés a été pour beaucoup d'entre eux une occasion de bien-être incontestable. Dès le principe, il est vrai, l'abaissement des prix répandit l'effroi dans la plupart des officines, mais l'expérience a eu bientôt dissipé toutes les craintes, et actuellement il n'est peut-être pas un pharmacien qui ne soit très-aise de concourir au développement des Sociétés.

M. Paret, pharmacien à Marseille, dans un savant Mémoire couronné par l'Assemblée générale des Sociétaires de la pharmacie centrale de France, tenue le 14 août 1856, pressentait déjà, à cette époque, les éminents avantages que les Sociétés pouvaient offrir au pharmacien. Nous le laisserons parler :

« Toutefois nous ne croyons pas que les Sociétés de secours mu-
« tuels deviennent une cause de ruine pour la pharmacie ; nous
« croyons seulement que nous touchons à une ère de transformation,
« dont il s'agit de bien saisir la nature et la portée pour la faire tour-
« ner à notre profit, ou plutôt pour l'empêcher de porter une grave
« atteinte à nos intérêts. . . . .
« . . . . Aujourd'hui, une occasion se présente de
« ressaisir notre patrimoine ; appelons à notre aide toutes nos forces
« pour en profiter. En effet, lorsqu'une Société de secours mutuels

« aura pris des engagements avec un ou plusieurs pharmaciens pour
« la fourniture des médicaments qui lui sont nécessaires, la pharma-
« cie aura à lui livrer ceux dont elle aura besoin. On n'aura plus à
« craindre de voir le client sociétaire aller s'approvisionner de jalap
« chez le droguiste, de fleur de guimauve chez l'herboriste, de sirop
« de gomme, d'eau de fleur d'oranger chez le confiseur ou le distil-
« lateur, de farine de lin chez l'épicier, comme le fait quelquefois le
« client libre, dans un but d'économie qu'il réussit plus ou moins à
« atteindre. Voilà donc des produits qui sortiront uniquement de nos
« officines. C'est déjà un accroissement dans le débit qui tend à
« nous rendre plus praticable l'abaissement des prix ; mais ce n'est
« pas par ce moyen seul que nous serons protégés, nous le serons
« encore par l'accroissement de la consommation. Il suffit d'avoir
« fourni pendant quelque temps des médicaments à des Sociétés pour
« être bien convaincu que celui qui était d'une parcimonie extrême à
« l'égard de son budget pharmaceutique, quand cette charge pesait
« sur ses seules ressources, devient au contraire un consommateur
« si large, quand il prend sur le compte d'une association, que le
« médecin est souvent obligé d'imposer lui-même des limites au
« penchant de son malade pour certains produits de nos officines. »

Il suffit de lire ces appréciations pour en reconnaître la vérité et la
justesse ; nous ferons remarquer seulement l'importance qu'acquiert,
sous la plume d'un pharmacien, l'aveu de la tendance naturelle du
sociétaire à abuser de certains remèdes.

Ces avantages de détail, et qui paraissent s'adresser à des intérêts
privés, ne sont pas les seuls.

En nous élevant à des considérations d'un autre ordre, nous trouverons également les intérêts généraux de la profession pharmaceutique intimement liés avec le succès des Sociétés.

Comme le dit fort bien M. Paret, dans le même Mémoire, la plupart des *officines perdent de plus en plus cette vie qui les animait
autrefois ; la pharmacie devient le comptoir de débit de produits
fabriqués dans une foule de laboratoires étrangers qui prélèvent
tous sur le pharmacien une prime plus ou moins lourde de bénéfices.* » Il est vrai que la fabrication en grand des substances pharmaceutiques enlève au pharmacien une occasion précieuse de cultiver
la partie scientifique de son art ; nous pouvons ajouter que le déve-

loppement immense des spécialités ne lui permet pas de préparer lui-même la plupart des médicaments. Un de ses confrères, plus favorisé de la fortune ou plus habile dans l'art des annonces, vient lui imposer tous les jours ses produits, sous peine de jeter le discrédit sur son officine et d'éloigner les clients, nécessairement obligés d'aller s'approvisionner ailleurs. Qui ne comprend tout ce qu'il y a de machiavélique dans cette insidieuse annonce : *Notre produit se trouve dans toutes les bonnes pharmacies de France et de l'étranger.*

De sorte que le pharmacien jaloux de posséder une bonne pharmacie est obligé de vendre les confections d'un confrère, alors qu'il est tout aussi capable que lui de préparer avec art les mêmes produits.

L'emploi des spécialités est banni avec juste raison de la thérapeutique adoptée vis-à-vis des sociétaires ; mais que l'on ne croie pas que ce soit à leur détriment. Il n'est aucune spécialité que le médecin ne puisse formuler ; mais tandis que le remède spécial a ia prétention de s'adresser à tout et à tous, sans distinction d'âge, de tempérament, de sexe, etc., etc., le médecin, dans ses ordonnances, modifie la quantité des doses, ajoute ou supprime certains éléments qui, dans beaucoup de circonstances, peuvent être un obstacle au succès de son traitement.

La conséquence de cette mesure exclusive à l'égard des spécialités est toute en faveur de MM. les pharmaciens, et c'est ce que nous voulions faire ressortir. La dignité professionnelle ne peut qu'y gagner, et, d'un autre côté, le bénéfice de 25 pour 100 que le spécialiste laisse d'habitude au pharmacien se trouve remplacé par le bénéfice plus considérable et plus digne que procure à ce dernier la vente d'une préparation magistrale. Ainsi donc il est démontré que les Sociétés offrent des avantages réels à MM. les pharmaciens. Mais alors d'où vient la difficulté d'organiser le service pharmaceutique ? Pourquoi ces plaintes et ces résultats désastreux ? Les conditions des pharmaciens sont-elles trop onéreuses pour les Sociétés ; ou bien les exigences de ces dernières sont-elles en disproportion avec leurs ressources ?

Pour répondre à ces différentes questions, sur lesquelles repose la solution du problème qui nous occupe, nous avons comparé entre eux les frais pharmaceutiques d'un grand nombre de Sociétés, et nous avons pu constater : 1° que beaucoup d'associations prospèrent avec les mêmes revenus qui ne suffisent pas à d'autres placées néanmoins dans des conditions à peu près identiques; 2° que le chiffre des dépenses pharmaceutiques varie, selon les Sociétés, dans la proportion de 1 à 13, tandis que pour 100 jours de maladie une Société dépense 200 francs, telle autre ne dépense que 15 francs. L'inégalité dont nous signalons les extrêmes nous donne déjà l'assurance que l'insuccès de certaines Sociétés ne tient pas à l'insuffisance de leurs ressources et nous explique fort bien les plaintes que l'on entend formuler tous les jours. Mais doit-on attribuer cette disproportion énorme des frais pharmaceutiques à une seule et même cause, aux conditions établies pour la fourniture des médicaments? Nous ne le pensons pas ; la prodigalité des médecins, le luxe de certaines Sociétés pour tout ce qui concerne les bains, les appareils, etc., etc., le nombre et la durée variables des maladies, selon les professions et le siège des Sociétés, sont autant d'éléments propres à favoriser dans une certaine mesure l'inégalité de ces résultats. La seule conclusion raisonnable que nous puissions jusqu'à présent retirer de notre examen, c'est qu'il existe plusieurs causes qui rendent le service pharmaceutique onéreux pour quelques Sociétés. Rechercher ces causes, indiquer le meilleur moyen de les éliminer, tel est le but que nous allons essayer d'atteindre.

Si le service pharmaceutique était établi sur la même base pour tous, il nous serait aisé sans doute de trouver ce qu'il peut présenter de défectueux. Malheureusement il n'en est pas ainsi, et chaque Société, sur des données vagues, incertaines, adopte pour la fourniture des médicaments le système qui lui semble le meilleur et le plus économique.

Examinons ces différents systèmes, nous y trouverons nécessairement une des causes que nous recherchons.

Le système de l'abonnement se présente à nous le premier avec ses formes simples, primitives, mais le plus souvent dangereuses. Les nombreux inconvénients que nous lui avons reconnus à propos du service médical s'appliquent également au service pharmaceutique. Il nous reste par conséquent peu de chose à ajouter, et cela se résume en deux mots, mais deux mots pleins d'autorité, car nous les empruntons à la brochure de M. Parel. Après avoir démontré que les officines en réputation n'accepteront jamais le système de l'abonnement, puisqu'il y a chance de pertes pour elles, l'honorable pharmacien ajoute : « Les autres (officines) ne l'accepteront qu'autant qu'elles auront la chance de compenser les pertes que pourrait donner une Société renfermant dans son sein plusieurs valétudinaires par le bénéfice provenant d'une autre Société mieux partagée, et aussi, il faut bien lâcher le mot, *qu'autant qu'elles pourront faire beaucoup de travail sans y porter tous les soins minutieux qu'exige notre profession* (1). » Les Sociétés, en effet, s'exposent à être très-mal servies, surtout si l'on considère la sophistication déplorable qui dénature la plupart des substances pharmaceutiques sur une vaste échelle.

L'honorabilité de la profession pharmaceutique exigerait sans doute un peu plus de confiance ; mais quand il s'agit de la santé on ne saurait être trop prudent. Cette confiance d'ailleurs aurait-elle sa raison d'être? La maladie du bon marché s'est implantée dans l'officine comme partout ailleurs, et il y a aujourd'hui des médicaments pour tous les prix. De chaque produit, il existe première, deuxième, troisième qualité, comme si les mêmes maux ne demandaient pas les mêmes remèdes ; comme si la douleur du riche ne devait pas être traitée comme celle du pauvre, et, chose terrible à dire, comme si la mort attendait.

Un système plus généralement adopté, mais aussi plus rationnel que le précédent, est celui de la fourniture des remèdes à prix réduit. Le pharmacien porte sur son mémoire le nombre détaillé des médicaments qu'il a fournis ; il cote chacun d'eux à leur prix ordinaire, mais il fait sur le total une diminution de 30 ou 40 pour 100. Ce système, séduisant par sa simplicité, présente néanmoins un grand inconvénient : quel est le prix ordinaire du pharmacien? Rien n'est plus variable, rien n'est moins connu que le tarif des pharmaciens. Tel peut réduire avec beaucoup de bonne foi son mémoire de 30 à 40 pour 100, et vendre aussi cher aux sociétaires qu'un autre pharmacien à ses clients ordinaires.

Ce système serait acceptable dans le cas seulement où tous les pharmaciens de la France ou d'une même ville auraient le même

<hr>

(1) *Loc. cit.*, p. 164.

tarif; c'est d'ailleurs à cette condition qu'il a pu être appliqué avec fruit à presque toutes les Sociétés de Marseille. « Les pharmaciens de « Marseille, dit M. Paret, sont réunis en société; ils ont, à cet effet, « signé un acte d'après lequel aucun d'eux ne peut traiter indivi- « duellement avec une Société de prévoyance, ni lui fournir seul des « médicaments.. « Une commission composée de trois membres et renouvelée annuel- « lement par voie d'élection, est chargée de traiter avec les Sociétés « de secours mutuels qui désirent être desservies par celle de phar- « macie. Toutes les fois qu'une Société nouvelle est inscrite sur le « tableau, les pharmaciens en sont prévenus par une circulaire; de « plus, des ordonnances en blanc sont remises au médecin de cette « Société; ces ordonnances portent en marge la liste des noms avec « les adresses de tous les pharmaciens ayant adhéré à l'acte, et en « tête ces mots : *Société de Pharmacie de Marseille*, avec l'avis « suivant : La présente ordonnance sera exécutée, au choix du por- « teur, chez l'un des pharmaciens dont les noms sont ci-contre. « Cette mesure a pour but de faire bien comprendre au client qu'il « peut se fournir au pharmacien de son choix et qu'il est abso- « lument libre d'aller où la confiance l'attire. Un tarif que les phar- « maciens ont fait imprimer à l'usage spécial des Sociétés de « prévoyance est remis à celles-ci, pour qu'elles puissent connaître « à quelles conditions on les dessert et vérifier les factures qui « doivent leur être présentées, ce qu'elles ne manquent jamais de faire « avec les soins les plus minutieux. » M. Paret nous dit plus bas que ce tarif a été établi en faisant aux Sociétés un escompte de 35 à 40 pour cent en moyenne sur les prix ordinaires.

Nous avons reproduit *in extenso* cette partie du travail de M. Paret pour donner une idée exacte d'une organisation qui nous paraît assez rationnelle; l'établissement d'un tarif semblable pour toutes les Sociétés d'une même ville est un premier pas dans une voie meilleure. Mais cela ne suffit pas, il faudrait que ce tarif fût le même pour toutes les sociétés de la France; sans cela les mêmes difficultés que nous cherchons à vaincre subsisteront toujours; avec cette différence, il est vrai, qu'elles seraient engendrées désormais par les relations des Sociétés de prévoyance avec la Société de pharmacie de chaque ville.

En attendant que MM. les pharmaciens des grandes et des petites villes soient réunis en Société comme ceux de Marseille (résultat qui aurait bien des inconvénients s'il était possible), nous croyons que le système de fourniture des médicaments, basé sur la diminution d'un prix ordinaire que l'on ne connaît pas, doit être rejeté par les Sociétés de secours mutuels.

En éliminant cette inconnue, le prix ordinaire du pharmacien, et en admettant la nécessité d'une réduction dans le prix habituel des remèdes en faveur des Sociétés, nous sommes amené au système de fourniture, qui nous paraît le plus favorable aux associations et en même temps le plus équitable pour les pharmaciens. Les sociétaires doivent être considérés comme des clients ordinaires, mais avec cette différence, qu'étant réunis en corps et offrant des avantages et une garantie que ces derniers ne donnent pas toujours, ils doivent obtenir une diminution considérable dans le prix de chaque médicament. Cela se réduit à une question de tarif, mais, point essentiel, à un tarif applicable à toutes les Sociétés de la France.

Arrivé à cette période de notre travail, il semble que tout ce que nous venons de dire n'avait d'autre but que d'éloigner une difficulté immense, tant l'importance de la question qui se présente est grande et délicate. C'est que les intérêts qu'elle soulève et met en jeu sont d'une gravité extrême, et nous sentons que, pour les peser judicieusement, il faudrait une autre autorité que la nôtre; ne serait-ce d'ailleurs que pour respecter certaines susceptibilités professionnelles bien justes, il est bon de laisser pour le moment la solution définitive de cette question aux parties intéressées.

Moyennant cette réserve, qu'il nous soit permis de présenter quelques considérations à ce sujet.

Lorsqu'il a fallu déterminer de combien l'on devait diminuer les prix des visites du médecin à l'égard des Sociétés, nous n'avons éprouvé aucun embarras, parce que dans chaque localité le prix ordinaire de ces visites ne varie pas ou varie tout au plus pour chaque classe de la société ; mais il n'en est plus de même quand il s'agit du service de la pharmacie. Non-seulement chaque pharmacien a son prix, mais, chose éminemment délicate, il s'agit de récompenser en lui l'homme de science d'abord et de le dédommager ensuite des dépenses préalables qu'il a dû faire pour l'achat de ses drogues. Il faut bien le reconnaître, toutes les difficultés du service pharmaceutique viennent de cette espèce de dualité. Quels seront les honoraires de l'homme de science; quel doit être le dédommagement accordé au commerçant : telles sont les questions restées insolubles jusqu'à présent et qui intéressent au plus haut degré la prospérité des Sociétés.

Le plus souvent, nous le disons avec regret, l'importance de la question commerciale a été mise en avant par quelques pharmaciens, et, comme s'ils avaient à craindre de la part du public une injuste appréciation de leur valeur scientifique, ils ont insisté aussi bien sur le prix élevé des substances médicamenteuses que sur la valeur du loyer d'une boutique.

Cette sorte de barrière opposée aux investigations étrangères, a pour résultat, il faut en convenir, d'attirer une recette immédiate et certaine, car le client, formé par l'habitude, est tout disposé à troquer son argent contre une substance quelconque. Il ne s'ensuit pas cependant que le pharmacien doive abdiquer, même en présence d'un certain public, le noble caractère dont il est revêtu. Pas plus marchand que le médecin et l'avocat, il ne vend en définitive que la manière scientifique dont il prépare un médicament, et pour ce qui concerne les substances qui n'exigent pas de manipulation, il les vend avec une garantie que le client ne trouverait pas ailleurs. Du reste, l'achat des drogues n'est pas ce qui tient le plus de place dans le budget des dépenses du pharmacien, et nous étonnerions bien peu de personnes aujourd'hui en disant que le prix de la plupart des substances médicamenteuses à dose thérapeutique ne trouve pas d'expression, tant il est petit dans notre système monétaire.

On ne doit pas arguer de là néanmoins que la valeur commerciale de la drogue doive être négligée : la valeur d'une substance médicamenteuse quelconque peut être excessivement minime, mais elle peut aussi représenter une dépense assez élevée selon qu'elle est l'objet d'un emploi plus ou moins fréquent.

Rien de plus juste, dans l'établissement d'un tarif, que de tenir compte des avances que le pharmacien a dû faire dans l'achat des médicaments ; mais il nous semble que l'on doit surtout adresser la rémunération à l'homme de science qui seul est capable de préparer des substances dont les propriétés bienfaisantes pourraient devenir très-nuisibles entre des mains inhabiles.

Quelques Sociétés désireuses de sauvegarder leur propres intérêts tout en reconnaissant honorablement les services du pharmacien, ont eu l'heureuse inspiration d'établir leurs engagements d'après le tarif des bureaux de bienfaisance ou celui de la Société philanthropique de Paris. Mais ne prétendant pas se faire traiter comme des œuvres de charité, elles ont accordé 10, 15, 20 pour cent au-dessus des prix portés sur ces tarifs : nous ne saurions trop approuver cette manière d'opérer ; il serait même à désirer qu'en attendant mieux toutes les Sociétés imitassent cet exemple.

Il reste à savoir cependant si ces documents semi-officiels remplissent toutes les conditions nécessaires, et surtout s'ils peuvent être adoptés sans inconvénients par toutes les Sociétés de la France ; nous ne le pensons pas. Disons d'abord, pour éviter toute confusion, que ces deux documents, quoi qu'on en ait dit, présentent un tarif semblable pour chaque médicament ; le prix des manipulations est également le même ; s'ils diffèrent en quelque point, c'est que la nomenclature de l'un est un peu plus étendue que celle de l'autre.

Le principal reproche que l'on peut adresser au tarif adopté par l'Assistance publique, c'est d'être inégal dans les bénéfices qu'il accorde au pharmacien ; tandis que ce bénéfice s'élève à un chiffre énorme pour certains médicaments, il est presque nul pour d'autres. C'est le système de compensation, dira-t-on ; mais il faut remarquer que tous les remèdes ne sont pas l'objet d'un emploi également fréquent, et si la substance qui a le plus de débit est précisément celle qui est portée au tarif à un prix assez élevé, la réduction est illusoire et le tarif inutile.

Généralement toutes les substances devenues, pour ainsi dire, familières au public, telles que le camphre, le laudanum, etc., etc., ainsi que cette multitude de produits innocents qui figurent aussi bien dans les officines que dans les vitrines du confiseur et de l'épicier, sont tarifées très-modestement ; le bénéfice est peu considérable, il s'élève à peine à 50 pour cent ; mais dès qu'il s'agit de médicaments peu connus ou bien de ces substances dont le nom exogène indique la provenance lointaine, alors le tarif s'élève aussitôt et s'élève beaucoup.

Nous ne pensons pas, comme on l'a prétendu, que la fourniture des médicaments aux bureaux de bienfaisance entraine les pharmaciens à des sacrifices personnels.

En effet, nous avons comparé le tarif de l'Assistance avec le prix de revient de M. Menier, et nous avons trouvé que le pharmacien effectue en bloc sur la fourniture des bureaux de bienfaisance un bénéfice de 122 pour cent, sans compter le prix des manipulations, également tarifé pour chacune d'elles. Ces résultats, qui peuvent paraître exorbitants aux personnes étrangères à la pharmacie, n'ont rien d'extraordinaire cependant. L'honorable M. Dublanc, pharmacien en chef des hôpitaux de Paris et membre de l'Académie impériale de médecine, donne une explication très-judicieuse de cette apparente exagération : « En économie industrielle, on peut régler les bénéfices « sur la somme générale des affaires ; de l'étendue de celle-ci résulte « l'infériorité des premiers. Il est évident que quand les opérations « d'un marchand s'élèvent annuellement à deux ou trois cent mille « francs, il peut être suffisant de porter le bénéfice net, l'excédant « des recettes sur toutes les dépenses, à 10 ou 15 pour cent, produi- « sant de 30 à 45 mille francs ; mais lorsqu'un commerce déterminé, « limité, circonscrit, comme l'est la pharmacie, ne voit jamais les « recettes de l'année s'élever qu'à la somme de 15, 20, 30, 40 ou 50 « mille francs et pour les deux derniers chiffres dans des circonstances « rares qui font exception, il est impossible de penser à un bénéfice « de 10 à 15 pour cent, sans vouloir imposer la misère à celui qui « l'accepterait. » En effet, les drogues par elles-mêmes n'ayant presque pas de valeur, le pharmacien ne trouverait pas dans l'exercice de sa profession un gain suffisant pour vivre, s'il voulait se contenter des bénéfices habituels dans tout autre commerce. Nous avions par conséquent raison de dire plus haut que ce n'est pas d'après la valeur commerciale d'un médicament que l'on doit établir les tarifs, mais d'après l'importance scientifique de la profession pharmaceutique. Partant de ce principe, la création d'un tarif spécial et acceptable par toutes les Sociétés de secours mutuels ne présenterait pas, ce nous semble, beaucoup de difficultés. Sa simplicité, très-précieuse pour le pharmacien, rendrait en même temps les relations des Sociétés avec ce dernier plus intelligentes et plus commodes, et de cette manière on verrait bientôt disparaître toutes les difficultés.

Il est permis d'espérer que désormais MM. les pharmaciens, pénétrés du rôle important que doivent jouer les associations, prendront une généreuse initiative et voudront s'occuper spontanément de l'organisation d'un service qui saura concilier tous les intérêts.

En attendant que ce travail soit fait, nous ne saurions trop conseiller aux Sociétés d'adopter le système de fourniture de médicaments que nous avons préconisé et qui consiste à rémunérer les pharmaciens d'après le tarif des bureaux de bienfaisance, mais en augmentant le total du mémoire de 10 pour cent. En agissant ainsi elles établissent leurs relations avec les pharmaciens sur une base connue, et d'un autre côté, les honoraires suffisants qu'elles accordent leur sont une garantie qu'elles seront bien servies.

Ici se présente naturellement la question de savoir si l'on doit laisser le sociétaire libre de s'adresser au pharmacien de son choix. Nous ne le pensons pas, et ce que nous avons dit au sujet de ce genre de liberté en parlant du service médical trouve fort bien sa place ici ; nous ajouterons seulement que la difficulté de vérifier un trop grand nombre de mémoires doit engager les Sociétés à limiter le nombre de ses fournisseurs.

Cependant, lorsqu'un tarif général pour toutes les Sociétés de la France aura été créé, on pourrait se départir de cette mesure exclusive, mais en exigeant les conditions que M. Vée impose aux pharmaciens. « *Tout pharmacien*, dit-il, *honorablement connu dans la* « *circonscription de la Société, qui s'engage à fournir des médica-* « *ments aux prix et conditions fixés par le conseil d'administration* « *et à se soumettre aux règlements dont il lui est donné connais-* « *sance, doit pouvoir être admis à faire ce service* (1). »

Jusqu'à présent nous avons étudié ce qui se pratique généralement, nous efforçant toujours de diriger le choix des Sociétés vers celui de tous ces systèmes qui nous paraît le plus avantageux ; il est évident pour nous qu'avec une judicieuse combinaison des éléments déjà existants, on pourrait organiser le service pharmaceutique sur un pied très-économique. Mais ne pourrait-on pas faire mieux ? Il est permis de le croire. Un système de fourniture peu connu, mais qui depuis

---

(1) *Bulletin des Sociétés de secours mutuels*, année 1859, page 70.

longtemps a déjà fait ses preuves, nous permet de justifier cette opinion. Nous voulons parler de la création d'une pharmacie spéciale pour les Sociétés de secours mutuels, pharmacie qui serait la propriété des associations, mais que l'on ferait diriger par un pharmacien diplômé, pour satisfaire aux exigences de la loi. Depuis longues années, ce système a été mis en pratique par toutes les Sociétés de Berlin réunies et formant ensemble un personnel de quarante mille hommes (1).

La Société des ouvriers en soie de Lyon a imité cet exemple, mais nous manquons de renseignements assez précis pour dire les résultats qu'elle a obtenus. L'on ne peut pas douter cependant des avantages d'une création semblable et s'il était nécessaire de donner des preuves, nous n'aurions qu'à mentionner les bénéfices énormes que réalise tous les ans la pharmacie spéciale des hôpitaux de Paris. L'économie et l'assurance d'avoir des médicaments d'une bonne qualité doivent donner une forte tentation d'adopter ce système ; mais il faut se préoccuper de tout : le corps pharmaceutique n'aurait-il pas à souffrir de ce nouvel ordre de choses. Il existe dans le département de la Seine 514 pharmaciens ; pendant l'année 1858, les dépenses pharmaceutiques de toutes les Sociétés réunies du même département ont atteint le chiffre de 153,287 fr. 86 c. En supposant

(1) « A Berlin, les Sociétés de secours mutuels ont pris un développement extraordinaire et une forme spéciale, en ce que toutes ces Sociétés forment une seule grande association pour tout ce qui se rapporte au traitement médical. Cette association, qui réunit plus de 70 Sociétés et plus de 40,000 ouvriers, se nomme Gaverhskourcrein.

« Abandonnant les secours en argent pour les journées de maladies aux Sociétés spéciales, elle prend exclusivement soin de tout ce qui se rapporte aux médicaments et au traitement ; de cette manière, on a été en état de recueillir depuis plusieurs années des observations médicales sur la question importante des maladies et de la mortalité des ouvriers. Ces résultats statistiques portent sur 1,200 ouvriers pour l'espace de quatre ans, dans une association que j'ai dirigée moi-même, et le commissaire municipal, M. Knoblauh, les a étendus de son côté sur 40,000 ouvriers pendant trois ans. J'aurai l'honneur de soumettre toutes ces données à la 3e section pour motiver la proposition, que le Congrès veuille recommander l'établissement d'une statistique médicale spéciale et internationale pour toutes les Sociétés de secours mutuels des ouvriers. »

(Extrait du *Congrès international de bienfaisance de Bruxelles*, tome Ier, 1857.)

que chaque pharmacien ait contribué pour une part égale à cette dépense, on trouve pour chacun d'eux la somme de 298 fr. 22 c. Ainsi donc, si toutes les Sociétés venaient s'alimenter à une pharmacie spéciale, le chiffre d'affaires de chaque pharmacien serait diminué de cette somme. Evidemment ce ne serait pas la ruine de la pharmacie; nous prétendons au contraire que l'on pourrait faire tourner cette institution tout à fait à leur avantage, en achetant un certain nombre de pharmacies déjà existantes au lieu d'en créer de nouvelles (12 pharmacies suffiraient pour médicamenter toutes les Sociétés de Paris).

Tous les grands centres, Lyon, Marseille, Bordeaux, Toulouse, etc., pourraient imiter cet exemple. Les petites villes n'ayant pas un personnel suffisant de sociétaires ne doivent pas y penser; mais les localités privées de pharmaciens et qui possèdent néanmoins une Société de prévoyance retireraient un grand bénéfice de cette institution, en obtenant des pharmacies spéciales des grandes villes tous les médicaments au prix de revient. Par ce moyen l'on ne verrait plus tel petit hameau de la province payer les médicaments deux fois plus cher qu'on ne les paye à Paris.

Notre tâche serait incomplétement remplie si nous nous bornions à indiquer les améliorations possibles et qui dépendent exclusivement des conditions établies entre les Sociétés et MM. les pharmaciens.

Il existe une source plus féconde d'économies, mais celle-là le médecin la tient entre les mains; les Sociétés l'ont bien compris, et c'est dans le but de mettre un frein à la libéralité quelquefois inutile du médecin qu'elles ont dressé une liste des médicaments dont l'emploi est seul autorisé: elles ont imité en cela les bureaux de bienfaisance et elles ont bien fait.

Cependant, il faudrait se garder de tomber dans un excès fâcheux en allant trop loin dans cette voie. Tous les remèdes sont plus ou moins utiles, puisqu'ils portent ce nom, et quand il s'agit de soulager une souffrance ou de lutter contre une maladie, on est quelquefois bien aise de pouvoir varier ses moyens d'action; il arrive souvent que tel remède, généralement efficace, réussit une fois, là où les plus héroïques, d'habitude, ont échoué. Cette observation s'adresse à ceux qui prétendent que, dans la médecine des pauvres, on ne doit employer que les succédanés des remèdes très-chers. A l'exception de quelques alcaloïdes, il n'y a pas, commercialement parlant, de remèdes très-chers, et ce n'est pas une valeur de quelques centimes qui doit faire exclure tel remède de la thérapeutique des Sociétés de secours mutuels. Nous croyons, par conséquent, qu'il serait bon de limiter autant que possible le nombre des médicaments exclus jusqu'à présent.

L'emploi des sirops a été surtout l'objet d'une croisade formidable, et, avouons-le, il y avait d'excellentes raisons pour cela. Cependant, malgré leur apparente innocuité, malgré leur peu d'importance comme substances actives, ces bienfaisantes douceurs ont leur opportunité dans bien des cas, où rien ne pourrait les remplacer ; bien mieux, le service qu'elles peuvent rendre aux malades et à la Société est quelquefois très-grand. Ne sait-on pas, par exemple, que quelques cuillerées d'un sirop, rendu calmant par l'addition d'un extrait médicamenteux, peuvent arrêter un mal dès le début, et économiser ainsi au malade et à la Société quelques journées de maladie ? Dans la convalescence de certaines maladies graves, quelques sirops sont non-seulement utiles, mais presque indispensables. Le miel, considéré au même point de vue, mérite les mêmes reproches et les mêmes réflexions de notre part : on a surpris des sociétaires se faisant des tartines avec le miel qu'on leur avait donné pour sucrer leur tisane. Que faire à cela ? Est-ce une raison pour ne plus donner de miel aux malades ? Le médecin fixe la ration de miel ; si le malade le mange avec son pain, il ne le mettra pas sans doute dans sa tisane ; mais cela prouve déjà que son affection n'est pas bien sérieuse, et qu'on pourra se dispenser à l'avenir de lui prescrire ce remède agréable.

Les sirops, le miel et autres douceurs sont des remèdes comme les autres, avec cette différence qu'on peut *plaisanter* avec eux, parce qu'ils sont agréables et innocents ; de là la tendance naturelle des malades à en abuser. Mais le médecin doit se montrer très-avare et très-difficile à leur endroit, ne les ordonner que lorsqu'il en reconnaît l'indication précise, et, dans le cas contraire, ne jamais céder aux prières du malade ou du prétendu malade. Une concession dans cette voie en entraîne bien d'autres, et il ne tarderait pas à avoir sur les bras une foule d'abonnés : tel au sirop de gomme, tel autre au sirop de groseilles, etc., etc.

La classe ouvrière a ses hypocondriaques, ses nosomanes, aussi bien que la classe riche ; mais, tandis que ceux de cette dernière ont plutôt une aversion profonde pour les drogues, ceux de la première voudraient être toujours médicamentés. Il n'est pas rare d'en trouver qui consentiraient à prendre tous les deux jours une bouteille d'eau de Sedlitz. Mais, le plus souvent, il leur faut des remèdes *doux*, et le médecin a perdu sa tranquillité jusqu'à ce qu'il ait cédé à leur caprice ou qu'il les ait éconduits par un autre procédé. (L'emploi de certaines pilules économiques réussit généralement mieux que toute espèce de sirop contre cette onéreuse vésanie.)

Nous sommes bien persuadé que ce n'est pas dans l'exclusion de tel ou tel autre médicament que les Sociétés parviendront à réaliser de grandes économies ; tous les remèdes, d'ailleurs, peuvent trouver leur indication ; il s'agit seulement que le médecin soit réservé dans l'emploi de quelques-uns.

Le mal est dans l'abus ; mais, de ce que l'on pourrait abuser d'une bonne chose, doit-on la condamner absolument ?

Il importe donc, dans l'intérêt des Sociétés, que le médecin mette une judicieuse circonspection dans l'emploi de certains remèdes ; mais là ne se borne pas tout ce que l'on pourrait attendre de sa tendance généreuse à économiser les deniers des associations.

Au point de vue qui nous occupe, on pourrait diviser tous les médicaments en deux catégories : 1° ceux dont la préparation exige l'intervention du pharmacien ; 2° ceux qui, à la rigueur, peuvent être préparés par le malade lui-même.

Généralement, dans la pratique ordinaire, on n'établit pas ces distinctions, et, soit par habitude, soit par convenance ou pour tout autre motif, on formule une ordonnance qui, presque toujours, est exécutée par le pharmacien. Dans les cas où l'intervention de l'homme de l'art est nécessaire, pour si peu qu'elle le soit, il vaut mieux payer un peu plus cher, et se mettre à l'abri de toute espèce d'insuccès ou d'accident. Mais il est des cas nombreux qui permettent de laisser en toute confiance au malade le soin de préparer lui-même son remède : les infusions, décoctions, toutes les solutions d'un remède dans l'eau, certaines potions, certains collyres, injections, etc., etc.

Ainsi, par exemple, on donne habituellement l'émétique dans une potion ; pourquoi ne le donnerait-on pas en nature au malade, lui recommandant bien de le laisser *fondre* dans un demi-verre d'eau ? Le flacon, le sirop et l'eau distillée, dont l'inutilité n'est point douteuse ici, coûtent à eux seuls cent fois plus cher que le grain d'émétique.

Le même raisonnement s'applique à bien d'autres préparations qu'il est inutile de citer.

Il est donc important d'obtenir des médecins une attention particulière sur cette source d'économies. Mais il s'agit ici pour eux de lutter contre une habitude, et, pour les amener à cette prévoyante sollicitude, il serait peut-être nécessaire de faire un résumé des simplifications économiques que l'on pourrait introduire dans le formulaire des Sociétés de secours mutuels. Certainement la chose en vaut la peine, et nous avons la ferme conviction que, si les médecins étaient tenus de se conformer à une manière plus simple de formuler, sans compromettre cependant l'efficacité des remèdes, ils procureraient ainsi aux associations l'occasion de réaliser la plus grande et la plus légitime des économies.

CONCLUSIONS.

L'organisation du service médical et pharmaceutique des Sociétés de prévoyance nous paraît devoir réunir trois conditions indispensables, savoir : 1° Respecter, autant que possible, la liberté du sociétaire et les habitudes ordinaires de la vie générale du pays ; 2° assurer au sociétaire des soins dévoués et aussi attentifs que s'ils étaient des clients libres ; 3° économiser le plus possible les deniers des associations.

Nous avons prouvé que la liberté absolue du sociétaire, en ce qui concerne le choix du médecin, n'est pas possible, par cette raison qu'un nombre de médecins trop considérable s'oppose à ce qu'ils s'attachent suffisamment à l'association pour en prendre les intérêts avec sollicitude. Mais, comme l'adoption d'un seul médecin aurait l'inconvénient de forcer quelquefois la confiance du sociétaire, nous avons pensé que le meilleur moyen de résoudre ces deux difficultés consistait à confier le service médical de chaque Société à un nombre de médecins assez grand pour permettre à l'associé de satisfaire ses sympathies, mais assez limité pour avoir l'assurance que la prospérité de l'association ne sera pas compromise.

L'examen des différents modes de rétribution employés à l'égard
du médecin nous a montré que tous n'étaient pas également favorables aux associations.

Le système de l'abonnement, qui consiste à assurer au médecin une
subvention assurée, variable selon le nombre de sociétaires, ne donne
pas une garantie suffisante que le service médical sera bien fait ; il
favorise en outre la méfiance et le mécontentement plus ou moins
justifiés des sociétaires. Ces motifs nous ont paru suffisants pour ne
pas en conseiller l'adoption aux Sociétés.

Le système de rémunération à forfait se rapproche beaucoup du
précédent, et en a tous les inconvénients.

Rétribuer le médecin d'après le nombre de ses visites est le mode
qui, sous tous les rapports, nous a paru le plus convenable. Avec
lui, on a la garantie que le service médical sera bien fait, et les sociétaires n'ont plus aucun motif de méfiance ou de mécontentement.
Quant à ce qui est des intérêts pécuniaires des associations, on a pu
croire que ce système ne les sauvegardait pas suffisamment, à cause
de l'exagération possible du nombre des visites. Tout en admettant la
possibilité du fait, nous avons la conviction qu'il ne sera pas suivi de
conséquences désastreuses, sans quoi il faudrait mettre en suspicion
la bonne foi d'une corporation tout entière, et dès lors considérer
l'organisation d'un bon service médical comme une chose impossible.

Les mêmes raisons qui ont inspiré nos déterminations à l'égard du
service médical nous engagent à n'adopter pour le service pharmaceutique de chaque Société qu'un nombre limité de pharmaciens.

Les conditions de la fourniture des médicaments étant très-varia-
bles, nous les avons étudiées avec soin. Ici encore le système de
l'abonnement n'est pas possible, parce qu'il expose les Sociétés à être
très-mal servies.

La fourniture des médicaments à prix réduit est le mode qui nous
a paru être le plus rationnel et le plus avantageux. Il présentait néanmoins un inconvénient. Pour obtenir une réduction réelle, il faut l'établir d'après le prix ordinaire ; or, ce prix ordinaire n'est pas connu,
puisqu'il peut varier d'une officine à une autre. Comme il est indispensable pour les Sociétés de baser leurs opérations sur un document connu et officiel, nous leur avons recommandé le tarif de l'As-

sistance publique. Les notes du pharmacien sont établies d'après ce tarif, et le total est augmenté de 10 à 15 °/₀ ; car les Sociétés doivent se distinguer, autant que possible, des œuvres de charité.

En établissant le service pharmaceutique sur les bases que nous avons indiquées, toutes les Sociétés peuvent réaliser de grandes économies ; mais celles des grandes villes pourraient faire mieux encore. Dans ce but, nous leur avons montré la possibilité de fonder des pharmacies spéciales.

Nous avons ensuite observé que les frais pharmaceutiques pouvaient acquérir des proportions énormes, si le médecin ne se montrait pas sévère au sujet de certains remèdes et circonspect dans l'emploi d'un grand nombre. C'est pourquoi nous croyons qu'il serait nécessaire de composer un formulaire économique, de la même façon qu'il en existe un pour les remèdes prétendus agréables (incontestablement ils sont un peu plus chers, et la cherté est souvent un mérite).

En bonnes ménagères, les Sociétés n'ont pas de ces préjugés, et nous avons espéré qu'elles accepteront avec bienveillance les considérations que nous avons exposées, et dont les conclusions peuvent se résumer ainsi qu'il suit :

1° Choisir pour chaque Société deux, trois, quatre médecins, dont le talent et le caractère recommandables soient bien connus de tous, de façon à avoir la garantie morale qu'en acceptant les conditions des sociétés, ils les rempliront avec sollicitude ;

2° Rétribuer chacune de leurs visites selon un prix réduit ;

3° Adopter un nombre limité de pharmaciens ;

4° Établir les conditions de la fourniture des médicaments d'après le tarif de l'Assistance publique, et augmenter la note du pharmacien de 10 ou 15 °/₀ ;

5° Fonder dans toutes les grandes villes des pharmacies spéciales pour toutes les Sociétés de secours mutuels ;

6° Mettre entre les mains des médecins un formulaire économique, c'est-à-dire un résumé des substances et des préparations qui, sans inconvénient pour le malade, peuvent être modifiées ou substituées à d'autres, dans le but de diminuer le chiffre des frais pharmaceutiques.

Paris, imprimerie de Paul Dupont, rue de Grenelle-Saint-Honoré, 45.